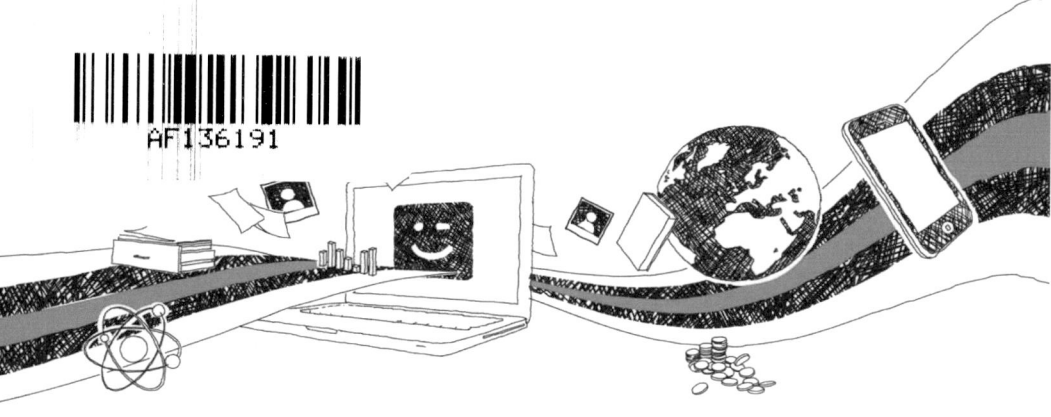

Professionalisierung im Hebammenwesen. Akademisierung des Hebammenberufs

GRIN :)

Bibliografische Information der Deutschen Nationalbibliothek:

Die Deutsche Nationalbibliothek verzeichnet diese Publikation in der Deutschen Nationalbibliografie; detaillierte bibliografische Daten sind im Internet über http://dnb.d-nb.de abrufbar.

ISBN: 9783346831521
Dieses Buch ist auch als E-Book erhältlich.

© GRIN Publishing GmbH
Nymphenburger Straße 86
80636 München

Druck und Bindung: Books on Demand GmbH, Norderstedt Germany
Gedruckt auf säurefreiem Papier aus verantwortungsvollen Quellen

Das Buch bei GRIN: https://www.grin.com/document/1334272

Technische Universität Dresden

Fakultät Erziehungswissenschaften

Institut für Berufspädagogik und Berufliche Didaktiken

Professur für Gesundheit und Pflege/Berufliche Didaktiken

Modul EW-SEBS-GPF01 Berufsfeldwissenschaftliche Grundlagen

Professionalisierung im Hebammenwesen

Eine Analyse der Professionalisierung am Beispiel der Akademisierung des Hebammenberufes

Fachsemester: 6, Sommersemester 2021

Datum der Abgabe: Dresden, 30.09.2021

Inhaltsverzeichnis

1. Einleitung

Die Akademisierung des Hebammen- und Entbindungspflegeberufs ist mit dem Hebammenreformgesetz beschlossene Sache. Seit der Richtlinie 2005/36/EG stieg der Diskurs um einen Studiengang für Hebammenwesen und Geburtshilfe. Die Richtlinie regelt die Berufsanerkennungen neu. Mit dem Hebammenreformgesetz zur Änderung des Hebammengesetzes von 1985, welches auf Grundlage der EU-Richtlinie 2005/36/EG am 22. November 2019 aufgesetzt wurde, wird Studieren spätestens ab 01. Januar 2023 für angehende Hebammen und Entbindungspfleger Pflicht (§77 Abs. 1 Satz 1 HebRefG). Derzeit gilt das neue Hebammengesetz seit dem 01. Januar 2020. Der Deutsche Hebammenverband zieht im Januar 2021 folgenden Schluss:

„Die Attraktivität des Hebammenberufes hat zugenommen, die Bewerber*innenzahlen sind gestiegen, und Deutschland hält Schritt mit der EU" (Deutscher Hebammenverband 2021)

Spätestens jetzt folgt die Debatte, inwiefern der Schritt der Akademisierung zur Professionalisierung verholfen hat. Die vorliegende Arbeit untersucht diesen Fortschritt der Professionalisierung unter dem Aspekt der Akademisierung des Hebammen- und Entbindungspflegeberufs. Ziel dieser Arbeit ist es herauszufinden, ob und inwiefern genau die Professionalisierung des Berufs im Zuge der Akademisierung vorangeschritten ist. Die genaue Forschungsfrage lautet: „Ob und inwiefern ist die Professionalisierung im Hebammen- und Entbindungspflegeberuf im Zuge der Akademisierung vorangeschritten?"

Für die Beantwortung dieser Frage wird zunächst im Kapitel zwei der Begriff der Professionalisierung geklärt. Dabei wird genauer sowohl auf die indikatorisch-merkmalstheoretische als auch auf die interaktionistische Position in der Professionalisierungsdebatte eingegangen. Diese Begrifflichkeiten bilden die theoretische Grundlage für die Beantwortung der Forschungsfrage. Im dritten Kapitel wird die Akademisierung des Hebammen- und Entbindungspflegeberufs untersucht. Dabei wird zuerst auf die gesetzlichen Grundlagen eingegangen, dann der aktuelle Stand der Akademisierung aufgezeigt und letztlich die Chancen und Risiken der Akademisierung erörtert. Auf die Forschungsfrage wird speziell im Kapitel vier eingegangen. In diesem wird die Professionalisierung des Hebammen- und Entbindungspflegeberufs anhand der vorher erläuterten indikatorisch-merkmalstheoretischen und interaktionistischen Position analysiert. Die Arbeit schließt im letzten Kapitel mit einem Fazit.

2. Der Professionalisierungsbegriff

Für die Untersuchung des Zusammenhangs zwischen der Professionalisierung des Hebammenberufes und deren Akademisierung muss zunächst geklärt werden, was eine Profession ausmacht. Hierzu wird zunächst der Begriff „Professionalisierung" erläutert und nachfolgend wird die Profession inklusive ihrer Merkmale beschrieben.

Der Begriff „Profession" lässt sich zunächst kaum merklich von den Begriffen „Professionalisierung" oder „Professionalität" unterscheiden. Dennoch sind diese Begrifflichkeiten unterscheidbar und stehen nicht zwingend im Zusammenhang untereinander. Professionalität lässt sich beispielsweise nicht zwangsläufig in jedem Professionalisierungsprozess wiederfinden, außerdem sind einige Professionalisierungsprozesse auch ohne Profession erkennbar. Akteuren des Gesundheitswesens (z.B. Gesundheits- und Krankenpfleger*in) wird ganz selbstverständlich auch Professionalität zugeschrieben, ohne Existenz einer Profession für diese Berufsgruppe. (vgl. Pundt 2006, S. 8)

Der Begriff der Professionalisierung beschreibt im institutionellem Aspekt den Prozess der Entwicklung eines Berufes zu einer Profession (vgl. Mieg 2016, S. 30), wobei der Begriff aber auch mehrdeutig ist und unspezifisch gebraucht werden könnte (vgl. Pundt 2006, S. 9). Es werden von Weidner mehrere Professionalisierungstheorien – die indikatorisch-merkmalstheoretische, die funktionalistische, die machttheoretische und die interaktionstheoretische Position – diskutiert, die an der Stelle kurz erläutert werden (vgl. Weidner 2004, S. 46ff). Im Zentrum der indikatorisch-merkmalstheoretischen Position stehen Merkmale, die eine Profession erfüllt und von Nicht-Professionen unterscheidbar macht. Die funktionalistische Position beleuchtet die „annähernde Kongruenz des Professionalisierungsprozesses mit dem gesellschaftlichen Rationalisierungsprozeß" (ebd., S. 47). Die machttheoretischen Position, welche aus der funktionalistischen Position hervorgegangen ist, hebt die aufgrund exklusiven Expertenwissens erhaltene Machtbasis von Professionen in den Vordergrund. Die interaktionstheoretische Position untersucht nicht die Wechselbeziehung zwischen Profession und Gesellschaft als Professionalisierungsprozess, sondern die intraprofessionellen Interaktionen.

Nachfolgend werden die indikatorisch-merkmalstheoretische und die interaktionstheoretische Position erläutert, während die funktionalistische und die machttheoretische Position für die Beantwortung der Forschungsfrage nicht betrachtet werden.

2.1 Indikatorisch-merkmalstheoretische Position

Mieg definiert nach der indikatorisch-merkmalstheoretischen Position eine Profession wie folgt:

„Professionen sind privilegierte Berufsgruppen, sie zeichnen sich durch Macht, Ansehen und eine gewisse Selbstbestimmung gegenüber anderen Berufsgruppen aus. Als Leitprofessionen gelten die Ärzte und Juristen." (Mieg 2016, S. 27)

Weiterhin führt Mieg eine mögliche Charakterisierung von Professionen an. Dabei nehmen die Charakteristika Autonomie, Abstraktheit, Autorität und Altruismus eine wesentliche Rolle ein. Autonomie bezeichnet den Monopolismus für einen Zuständigkeitsbereich, der von bestimmten Berufsgruppen in Selbstorganisation verwaltet wird. Die Grundlage für eine Profession ist *„abstraktes, akademisiertes Wissen, mit welchem Professionen operieren"* (ebd., S. 29). Das Merkmal der Abstraktion steht damit für Professionen als wissenschaftsbasierte Berufe. Angehörige einer Profession üben in zweierlei Weisen ihre Autorität aus: Zum einen im Verhältnis zu anderen Berufsgruppen (z.B. das Verhältnis zwischen Ärzt*innen und Gesundheits- und Krankenpfleger*innen), andererseits mittels einer Sachautorität, da sie die Zuständigkeit für einen gewissen Problembereich monopolisieren. Der Aspekt des Altruismus ist derzeit nicht zwingend für eine Profession charakterisierend. (vgl. ebd., S. 29)

Auch Hesse führt Merkmale einer Profession auf (Weidner 2004, S. 33f):

1. Berufstätigkeit beruht auf einer langandauernden, theoretisch fundierten Spezialausbildung.

2. Die Berufsangehörigen sind in ihrer Praxis an bestimmte Verhaltensregeln gebunden.

3. Die Berufstätigen sind in einem Berufsverband mit weitgehender Selbstverwaltung und Disziplinargewalt organisiert.

4. Die Arbeit der Berufsangehörigen ist ein Dienst an der Allgemeinheit; sie dient dem öffentlichen Wohl, der Stabilität der Gesellschaft und weniger der Befriedigung privater Interessen der Berufsangehörigen.

5. Aufnahme der Berufstätigkeit setzt das Bestehen einer Prüfung voraus, die weitgehend in den Händen des Berufsverbandes liegt.

6. Die Berufsangehörigen gelten als Experten und genießen weitgehende persönliche und sachliche Entscheidungs- und Gestaltungsfreiheit.

7. Die Berufsangehörigen erwarten von jedem Empfänger ihrer Leistunden ein hohes Maß an „blindem" Vertrauen in ihre fachliche Kompetenz wie in ihre moralische Integrität – sie haben ein entsprechendes Selbstbewusstsein.

8. Für die Berufsangehörigen ist ein gegenüber anderen Berufen klar abgegrenzter Arbeitsbereich monopolisiert.

9. Innerhalb des Berufes besteht eine Stufenfolge von unterschiedlichen Qualifikationen.

10. Den Berufsangehörigen ist öffentlich Werbung untersagt; zwischen ihnen besteht ein hohes Maß an Kollegialität.

11. Die Berufsangehörigen haben mit besonders wichtigen und intimen Angelegenheiten zu tun.

12. Einkommenshöhe ist kein Gradmesser für Erfolg, sondern Titel, Orden, Preise, Ehrenämter etc.

13. Die Berufsangehörigen verfügen über jahrhundertealte Weisheit und Erfahrung und vermeiden dadurch die Gefahren und Irrtümer eines engen Spezialistendenkens.

14. Die Bezahlung der einzelnen Leistungen der Berufsangehörigen ist generell abstrakt geregelt; sie besteht vorwiegend aus festem Honorar oder aus Gebühren.

15. Die Berufsangehörigen wenden ein generell-abstraktes Wissen auf einmalige konkrete Fälle an; ihre Tätigkeit ist daher nicht standardisierbar.

Carr-Saunders und Wilson untersuchten 1933 untersuchten Professionalisierung in ihrer Studie, bei der sich Professionen durch sieben Charakteristika auszeichneten (vgl. Schwarzer 2009, S. 43):

- Spezialausbildung
- Hoher gesellschaftlicher Nutzen der Arbeit
- „code of ethics"
- Altruismus

- Organisation durch selbstverwaltenden, disziplinarisch überwachten Berufsverband
- Prüfungen und Zulassungen nach durch Berufsverband festgelegte Standards
- Festgelegte Honorare oder Gebühren

Die Bewertung der Professionen nach Merkmalen ist demnach eine lange Tradition mit verschiedenen Auslegungen.

2.2 Interaktionstheoretische Position

Der theoretische Hintergrund dieses Ansatzes ist in der Professionalisierungsdebatte eher seltener aufgegriffen. Die Professionen können sich in dieser Theorie aus sich selbst heraus entwickeln. Insbesondere der handlungsorientierte Ansatz von Oevermann kann der interaktionstheoretischen Position zugeordnet werden. (vgl. Weidner 2004, S. 48)

Oevermann bezeichnet die Ansätze der klassischen Professionalisierungstheorie als unzureichend, da sie auf institutionelle Erscheinungskriterien beharren. Er hebt die Wichtigkeit der hermeneutischen Fallkompetenz neben der rein wissenschaftlichen Kompetenz hervor. Er beschreibt die grundsätzliche Struktur des professionalisierten Handelns *„als eine widersprüchliche Einheit von einerseits universalisierter Regelanwendungen auf wissenschaftlicher Basis ... und andererseits aus der Komponente hermeneutischen Fallverstehens"* (Oevermann 1981, S.3 zit. in Weidner 2004, S. 49). Die situative Kompetenz steht damit im Vordergrund von Professionalität, was die institutionellen Aspekte des Professionalisierungsbegriffes abschwächt, während die Handlungsanforderungen (= *„Fähigkeit, wissenschaftlich fundierte und abstrakte Kenntnis in konkreten Situationen angemessen anwenden zu können"* (Weidner 2004, S. 49)) als wesentlicher Kern definiert werden. (vgl. ebd., S. 48f)

3. Akademisierung des Hebammenberufes

In diesem und in folgenden Kapiteln wird der Begriff „Hebamme" verwendet. Dieser meint nicht nur weibliche Berufsangehörige, sondern schließt Entbindungspfleger jeden Geschlechts mit ein.

Die Anfänge des Hebammenberufs lassen sich bis in die frühe Geschichte der Menschheit zurückverfolgen. Ursprünglich war die Geburtshilfe nur eine Unterstützung, die sich Frauen gegenseitig zukommen ließen. Es wurde schon zeitig zwischen Hebammen und Ärzten unterschieden, wobei erstere für die Behandlung während der Geburt und letztere für die Behandlung von Komplikationen nach der Geburt verantwortlich waren. Im 20. Jahrhundert erlebte die Geburtshilfe einen weitreichenden Wandel: Das Geburtsgeschehen wurde in die Klinik heraus aus dem privaten Haushalt verlagert, was die Hebammentätigkeit innerhalb weniger Jahrzehnte deutlich veränderte. Die Geburt wurde als medizinisch riskantes Ereignis betrachtet, welches streng begleitet werden musste. Derzeit ermutigen Hebammen aber schwangere Frauen dazu, den Geburtsschmerz bewusst zu erleben und der begleitenden Hebamme zu vertrauen. (vgl. Deutscher Hebammenverband 2020)

Nicht nur die berufliche Tätigkeit der Hebamme, sondern ihr Beruf an sich unterlag demnach schon immer dem Wandel der Zeit. Aktuell findet die Veränderung des Berufes im Sinne einer Vollakademisierung statt.

3.1 Frühere und derzeitige Gesetzgebung des Hebammenberufes

Das ursprüngliche Hebammengesetz „Gesetz über den Beruf der Hebamme und des Entbindungspflegers" (Hebammengesetz – HebG) wurde am 04. Juni 1985 erlassen. Es regelte unter anderem die Berufsbezeichnung (§1 Abs. 1 S. 1 HebG) und die Ausbildung der Hebammen (§5 Abs. 1 S. 1 HebG). In der EU-Richtlinie 2005/36/EG des europäischen Parlaments und des Rates vom 07. September 2005 wird die Anerkennung von Berufsqualifikationen neu geregelt.

Im Hebammengesetz von 1985 ist zur Bestimmung des Ausbildungsziels lediglich Folgendes im Paragraph 5 enthalten:

„Die Ausbildung soll insbesondere dazu befähigen, Frauen während der Schwangerschaft, der Geburt und dem Wochenbett Rat zu erteilen und die notwendige Fürsorge zu gewähren, normale Geburten zu leiten, Komplikationen des Geburtsverlaufs frühzeitig zu erkennen, Neugeborene zu versorgen, den Wochenbettverlauf zu überwachen und eine Dokumentation über den Geburtsverlauf anzufertigen (Ausbildungsziel)" (§5 Abs. 1 Satz 1 HebG 1985)

7

Durch das Gesetz zur Reform der Hebammenausbildung und zur Änderung des Fünften Buches Sozialgesetzbuch (Hebammenreformgesetz – HebRefG) wurde das Hebammengesetz am 22. November 2019 ausgefertigt und trat am 01.01.2020 in Kraft (Art. 5 Abs. 4 Satz 1 HebRefG), während gleichzeitig das Hebammengesetz vom 04. Juni 1985 außer Kraft getreten ist (Art. 5 Abs. 4 Satz 2 HebRefG). Im neuen Hebammengesetz von 2019 wird das Studienziel nun in Paragraph 9 geregelt:

„Das Hebammenstudium vermittelt die fachlichen und personalen Kompetenzen, die für die selbständige und umfassende Hebammentätigkeit im stationären sowie im ambulanten Bereich erforderlich sind. Die Vermittlung erfolgt auf wissenschaftlicher Grundlage und nach wissenschaftlicher Methodik. Lebenslanges Lernen wird dabei als ein Prozess der eigenen beruflichen Biographie verstanden und die fortlaufende persönliche und fachliche Weiterentwicklung als notwendig anerkannt" (§9 Abs. 1 Satz. 1, 2, 3 HebG)

Im Vordergrund steht nun die selbstständige Tätigkeit, welche durch wissenschaftliche Methodik vermittelt werden soll. Des Weiteren wird die Nähe zu den Bezugswissenschaften betont (§9 Abs. 2 Satz 1 HebG). Im Hebammenstudium sollen die angehenden Hebammen unter anderem lernen, *„hochkomplexe Betreuungsprozesse [...] im Bereich der Hebammentätigkeit [...] zu planen, zu steuern und zu gestalten"* (§9 Abs. 3 Nr. 1 HebG), *„[...] sich Forschungsgebiete der Hebammenwissenschaft [...] erschließen und [...] in das berufliche Handeln übertragen"* (§9 Abs. 3 Nr. 2 HebG) zu können, *„sich kritisch-reflexiv und analytisch sowohl mit theoretischem als auch praktischem Wissen auseinander[zu]setzen und [...] Lösungsansätze zur Verbesserung im eigenen beruflichen Handlungsfeld entwickeln [...] zu können"* (§9 Abs. 3 Nr. 3 HebG) und *„an der Entwicklung von Qualitätsmanagementkonzepten, Risikomanagementkonzepten, Leitlinien und Expertenstandards mitzuwirken"* (§9 Abs. 3 Nr. 4 HebG).

Die Zugangsvoraussetzungen sind in beiden Gesetzen die gesundheitliche Eignung (§7 Satz 1 HebG 1985; §10 Abs. 1 Nr. 3 HebG) und eine vorangehende schulische Bildung bzw. ein Berufsabschluss. Im Hebammengesetz von 1985 genügten zehn Jahre der Schulbildung, insbesondere der Realschulabschluss, oder der Hauptschulabschluss inklusive zweijähriger Pflegeschulausbildung oder einer anderen Berufsausbildung von mindestens zwei Jahren Ausbildungsdauer oder die Erlaubnis als Krankenpflegehelfer*in (§7 Abs. 1 Nr. 1, 2, 3 HebG 1985) Das neue Hebammengesetz verlangt mindestens eine zwölfjährige Schulausbildung oder eine erfolgreich absolvierte Berufsausbildung im Gesundheits- und

Krankenpflegebereich (§10 Abs. 1 Nr. 1 HebG). Die Ausbildungs- und Prüfungsverordnung für Hebammen (HebAPrO) wurde am 01. März 2020 durch die Studien- und Prüfungsverordnung für Hebammen (HebStPrV) ersetzt.

Die Zahl der Praxisstunden hat sich von 3.000 Stunden (§2 Abs. 1 Satz 1 HebAPrO) zu 2.200 Stunden plus freiwillige zusätzliche 160 Stunden verkürzt (§8 Abs. 1 Nr. 1HebStPrV).

3.2 Aktueller Stand der Akademisierung

Im Schuljahr 2019/2020 befanden sich bundesweit rund 14% mehr Auszubildende als im Schuljahr davor, nämlich genau 3057, in der Ausbildung zur Hebamme (Statistisches Bundesamt 2021). Derzeit bieten unter anderem Hochschulen in Hamburg, Lübeck, Hannover, Bielefeld, Osnabrück, Köln, Ludwigshafen und Bamberg den dualen Studiengang der Hebammenwissenschaften an. Eine Hochschule in Jena bietet den dualen Studiengang „Geburtshilfe/Hebammenkunde" an; die Hochschule in Ludwigshafen bietet ebenfalls einen dualen Studiengang an: das Hebammenwesen. In Köln, München und Regensburg können Interessierte den Studiengang „Hebammenkunde" studieren. Es existieren somit mehrere Möglichkeiten, eine studierte Hebamme zu werden. (vgl. www.studieren.de)

Bis zum 31. Dezember 2022 gibt es eine Übergangsfrist für die Hebammenschulen. Sie können noch bis dahin die Ausbildung nach dem Hebammengesetz von 1985 durchführen. Bis 2027 müssen jedoch die Auszubildenden ihre Ausbildung an einer der 62 Hebammenschulen in Deutschland abgeschlossen haben. (vgl. Wallenfels 2021)

Einer Hebamme, die derzeit eine nichtakademische Ausbildung absolviert bzw. absolviert hat, erlangt keine automatische Anerkennung ihres Abschlusses in den anderen EU-Mietgliedstaaten. Somit wird Deutschland als Ausbildungsland unattraktiv für seine Nachbarländer, da es eines der wenigen Länder ist, in dem die Hebammenausbildung teilweise noch auf nicht akademischem Niveau stattfindet. Der Deutsche Hebammenverband betont deshalb, dass eine vollständige Akademisierung die einzig sinnvolle Konsequenz gewesen sei. (vgl. Deutscher Hebammenverband 2018b)

3.3 Chancen und Grenzen der Akademisierung

Die EU-Richtlinie und die damit verbundenen Änderungen der Ausbildungsbedingungen sind eine weitreichende Reformierung der Ausbildung des Hebammenberufs. Die damit verbundenen Chancen und Grenzen dieser Akademisierung werden hier kurz diskutiert.

Durch die Reform der Hebammenausbildung wurden erstmalig seit 1987 die Inhalte der Ausbildung überarbeitet und aktualisiert. Der vorher so stark angepriesene Praxisteil war nicht bedingungslos vorteilhaft; oftmals fehlte die Praxisanleitung und die Auszubildenden verrichteten eher Nebentätigkeiten als solcher, die ihren Kompetenzzuwachs sicherten. Im Studium muss die Praxis nach gesetzlicher Bestimmung mindestens 25% qualifiziert angeleitet werden. Die Praxisanleiter*innen erhalten regelmäßig pädagogische Fortbildungen. Gleichzeitig führt die Akademisierung zu einem höherem Niveau, da das Studium wissenschaftliche Kenntnisse und Reflexion vermittelt, was Schulteams nicht in derselben Weise leisten können. Durch die enge Verzahnung der Theorie mit der Praxis ist das gesamte Team gezwungen, sich mit der Ausbildung auseinanderzusetzen, was zu einer Verbesserung des geburtshilflichen Handelns in Kliniken führt. (vgl. Bovermann 2020a, S. 126f)

Weiter wird auch das Studiengehalt für Hebammenstudierende neu eingeführt. Hebammen werden damit anderen Studierenden in dualen Studiengängen, wie zum Beispiel der Wirtschaft oder Industrie, gleichgestellt, was diesen Beruf bzw. Studiengang wesentlich attraktiver macht, da die Studierenden nicht mehr auf elterliche Hilfe angewiesen sind. Schwierig gestaltbar ist die Leitung der Studiengänge. Das Gesetz sieht für diese Zuständigkeit ausschließlich Hebammen vor. Dies verhindert einen schnellen Aufbau der Studiengänge. Verschiedene Betroffene forderten zumindest für eine gewisse Übergangszeit die Besetzung der Studiengangsleitungen mit Personen mit anderen Berufsqualifikationen, wie bspw. Ärzt*innen oder Gynäkolog*innen. Außer Acht gelassen wird dabei der Aspekt der verschiedenen Ausbildungsinhalte – so erwirbt ein*e Gynäkolog*in während des Studiums andere Qualifikationen als eine Hebamme. Studiengänge im Hebammenwesen ermöglichen künftig neue Formen des gemeinsamen Lernens. So werden Hebammenstudiengänge eng mit Medizinstudiengängen und der gynäkologischen Fachweiterbildung zusammenarbeiten, wovon gesamtheitlich diese Berufsgruppen „miteinander, voneinander und übereinander lernen" (ebd., S. 128). (vgl. ebd., S. 127f)

Durch das Hebammenreformgesetz sind alle Hochschulen dazu befähigt, den Studiengang auszurichten, insofern die notwendige Kooperation mit den Praxispartnern besteht. Das hat zur Folge, dass künftige Hebammen sowohl an Medizinischen Fakultäten als auch an Fachhochschulen das Studium absolvieren können. Die daraus entstehende heterogene Kompetenzentwicklung stellt in dem Sinne ein Problem dar, dass die Einbeziehung naturwissenschaftlicher, medizinischer und psychologischer Kompetenz durch Anbindung entsprechender Institute oder klinischen Abteilungen nicht ohne weiteres zur Verfügung steht. Der Wissenschaftsrat hat deshalb schon 2012 empfohlen, die Studiengänge in Hebammenwissenschaften ausschließlich an Medizinischen Fakultäten durchzuführen. Um der Herausbildung von heterogenen Ausbildungsstrukturen vorzubeugen, könnten deutlich definierte Qualitätsindikatoren helfen. (vgl. Bovermann 2020b, S. 131)

4. Professionalisierung des Hebammenberufes

Für die Beantwortung der Forschungsfrage „Inwieweit ist die Professionalisierung des Hebammenwesens durch die Akademisierung fortgeschritten?" wurden die Begrifflichkeiten zur Professionalisierung und der derzeitige Akademisierungsstand analysiert. In diesem Kapitel wird untersucht, ob und inwiefern die Professionalisierung des Hebammenwesens voran geschritten ist. Dazu wird die aktuelle Entwicklung der Akademisierung im Zusammenhang mit der in Kapitel 2.1 und 2.2 beschriebenen indikatorisch-merkmalstheoretischen und die interaktionistischen Position untersucht.

4.1 Analyse nach der indikatorisch-merkmalstheoretischen Position

Den oben beschriebenen Professions-Charakteristika, die von Hesse ausgearbeitet wurden (vgl. Weidner 2004, S. 33f), wird der Beruf der Hebamme durch die Akademisierung weitgehend gerecht. Die Berufstätigkeit beruht insbesondere nach dem dualem Studium auf einer langandauernden, wissenschaftlich theoretisch fundierten speziellen Ausbildung (vgl. Bovermann 2020a, S. 125). Des Weiteren genießen die studierten Hebammen nun besonders weitgehende persönliche und sachliche Entscheidungs- und Gestaltungsfreiheit, da sie als Experten gelten (vgl. Deutscher Hebammenverband 2018a). Unklar ist, ob der Beruf der Hebammen nun ein monopolisierter klar abgrenzbarer Arbeitsbereich ist, da die interdisziplinäre Arbeit, die durch das Hochschulstudium entsteht, ein Risiko der Überlappung von Disziplinen beherbergt, wenn auch gleichzeitig durch ebendiese Zusammenarbeit ein weiterer Wissenshorizont entsteht und ein Spezialistendenken vermieden wird (vgl. Bovermann 2020b, S. 132).

Wesentlich zu betrachten ist der letzte Punkt in der Aufführung von Hesse (vgl. Weidner 2004, S. 33f), welcher die Anwendung des generell-abstrakten Wissens auf einmalige konkrete Fälle beschreibt. Durch das Hebammenstudium wird eine höhere Niveaustufe – Stufe sechs – im Deutschen Qualifikationsrahmen (DQR) angesetzt, die Kompetenz zur eigenverantwortlichen Steuerung von Prozessen in einem beruflichen Tätigkeitsfeld erfordert (vgl. Bovermann 2020b, S. 132). Damit ist insbesondere dieser Punkt erfüllt, da nur dieser mit einer angepassten Bildung erfüllt werden kann.

Schon vor der Akademisierung des Hebammenberufs waren Berufsangehörige an bestimmte Verhaltensregeln gebunden (vgl. Deutscher Hebammenverband 2020) und waren in einem Berufsverband mit weitgehender Selbstverwaltung und Disziplinargewalt organisiert – dem Deutschen Hebammenverband (vgl. Deutscher Hebammenverband 2018a).

Erkennbar sind allerdings im Hebammenberuf durch die Akademisierung unterschiedliche Qualifikationsstufen. So bestehen mit Ende der Übergangsfrist die Möglichkeiten eines Bachelor- oder Masterstudienabschlusses oder sogar einer Promotion (vgl. Hibbeler 2011, S. 225)

Beinahe alle Kriterien der Carr-Saunders und Wilson Studie (vgl. Schwarzer 2009, S. 43) erfüllt die Berufsgruppe der Hebammen auch ohne Akademisierung. Lediglich durch den Berufsverband festgelegte Standards bei Prüfungen und Zulassungen sind noch nicht auffindbar.

Nach Analyse dieser Position lässt sich feststellen, dass der Hebammenberuf sich zwar noch im Professionalisierungsprozess befindet, aber schon vorangeschritten ist. Es fehlen nur noch wenige Punkte, um laut indikatorisch-merkmalstheoretischer Position als Profession zu gelten.

4.2 Analyse nach der interaktionistischen Position

Die enge Verzahnung der Theorie mit der Praxis im Studium – wenn auch unter Verlust von Praxisstunden – erhöht die allgemeine Kompetenz der Hebammen (vgl. Bovermann 2020a, S. 127). Gleichzeitig steigt die Niveaustufe der Ausbildung von Stufe vier auf Stufe sechs nach dem DQR (vgl. Bovermann 2020b, S. 132). Konkret beschrieben wird Niveaustufe sechs mit:

„beschreibt Kompetenzen zur Planung, Bearbeitung und Auswertung von umfassenden fachlichen Aufgaben- und Problemstellungen sowie zur eigenverantwortlichen Steuerung von Prozessen in Teilbereichen eines wissenschaftlichen Faches oder in einem beruflichen Tätigkeitsfeld. Die Anforderungsstruktur ist durch Komplexität und häufige Veränderungen gekennzeichnet." (vgl. Bundesministerium für Bildung und Forschung o.J.)

Damit wird sowohl die hermeneutische Fallkompetenz als auch die wissenschaftliche Kompetenz geschult. Im Vordergrund des Studiums steht der Praxistransfer, welcher einen sicheren Kompetenzerwerb ermöglichen soll (vgl. Bovermann 2020a, S. 126).

Nach der interaktionistischen Position gilt der Hebammenberuf folglich als Profession.

5. Fazit

Betrachtet wurde in dieser Arbeit die Professionalisierung des Hebammen- und Entbindungspflegeberufs im Zusammenhang mit der Akademisierung durch die EU-Richtlinie 2005/36/EG. Zuerst wurde der Begriff der Professionalisierung erläutert. In der indikatorisch-merkmalstheoretischen Position der Professionalisierungsdebatte wird eine Profession anhand verschiedener Merkmale definiert. Dazu nennen Carr-Saunders und Wilson sowie Hesse verschiedene Möglichkeiten der Bestimmungscharakteristika. Oevermann, stellvertretend für die interaktionistische Position, definiert eine Profession als solche, wenn eine Berufsgruppe hermeneutische und situative Fallkompetenz vorweist, statt lediglich wissenschaftliche Kompetenz.

Die Akademisierung des Hebammen- bzw. Entbindungspflegeberufs ist durch das neue Hebammengesetz und die Studien- und Prüfungsordnung für Hebammen durchgesetzt worden. Im neuen Hebammengesetz sind andere, komplexere Kompetenzen als

Studienziel angesetzt als im Hebammengesetz von 1985. Gleichzeitig sank aber der Praxisteil von 3600 auf 2200 Stunden. Bis Ende 2022 gilt allerdings noch eine Übergangsfrist für die 62 Hebammenschulen. Aktuell bieten mehrere Hochschulen verschiedene Studiengänge rund um die Geburtshilfe und das Hebammenwesen an.

In der Analyse der Professionalisierung im Zusammenhang mit der Akademisierung stellte sich heraus, dass nach der indikatorisch-merkmalstheoretischen Position der Hebammenberuf insbesondere durch die Akademisierung weitgehend im Professionalisierungsprozess vorangeschritten ist. Als Profession angesehen werden kann der Beruf aber noch nicht, da einige Merkmale nicht erfüllt sind. Der interaktionistischen Position nach lässt sich der Hebammenberuf aber klar als Profession definieren, da eine hermeneutische Fallkompetenz bei studierten Berufsangehörigen durch das Studium sichergestellt ist. Die Forschungsfrage ist damit im Zusammenhang mit der indikatorisch-merkmalstheoretischen und der interaktionistischen Position der Professionalisierungsdebatte beantwortet.

Der Blickwinkel in dieser Arbeit ist etwas eng; dennoch liefert er einen Anhaltspunkt, um erste Einblicke in die Thematik zu erhalten und einige Schlüsse aus einem Jahr Akademisierung zu ziehen.

Eine weitergehende Forschung bietet sich in Bezug auf andere Positionen in der Professionalisierungsdebatte an, genauso wie die Untersuchung anderer Aspekte der Professionalisierung wie beispielweise die Verbandorganisation oder die Analyse der sich verändernden Berufsethik. Möglicherweise könnte in diesen Zusammenhängen die Forschungsfrage anders oder weitreichender beantwortet werden.

Perspektivisch bietet die Thematik eine ausführliche Grundlage für eine Fortführung der Forschung, da die Akademisierung erst kurze Zeit besteht und der Prozess voraussichtlich erst Ende 2027 abgeschlossen sein wird, da bis dahin eine gesetzliche Übergangsfrist für alle Auszubildenden gilt. Interessant wäre es daher, das Thema im Jahr 2028 erneut zu betrachten und unter gleichen Gesichtspunkten zu erforschen.

6. Literaturverzeichnis

Bovermann, Y. 2020a, Akademisierung des Hebammenberufs (Teil1): Chancen - und wie sie in den Studiengängen bestmöglich genutzt werden können, Zeitschrift für Geburtshilfe und Neonatologie 2020, 224, 124-129

Bovermann, Y. 2020b, Akademisierung des Hebammenberufs (Teil 2): Risiken - und wie sie in den Studiengängen bestmöglich vermieden werden können, Zeitschrift für Geburtshilfe und Neonatologie 2020, 224, 130-135

Bundesministerium für Bildung und Forschung o.J., "DQR-Niveaus", letzter Zugriff am 16. 08 2021, URL: https://www.dqr.de/content/2315.php

Deutscher Hebammenverband 2018a, Leitbild des Deutschen Hebammenverbandes, letzter Zugriff am 16. 08 2021, URL: https://www.hebammenverband.de/index.php?eID=tx_securedown-loads&p=778&u=0&g=0&t=1636972442&hash=0e53693526046a9a90eeac306 c48489f7fb65156&file=/fileadmin/user_upload/pdf/Verband/180314_DHV_Leitlinien_2018_web.pdf

Deutscher Hebammenverband 2018b, Voll-Akademisierung des Hebammenberufs als einzige Konsequenz der EU-Richtlinie, letzter Zugriff am 16. 08 2021, URL: https://www.hebammenverband.de/index.php?eID=tx_securedown-loads&p=5376&u=0&g=0&t=1636962315&hash=2885566e44a1863eb3735d8e 6cf38cabd25eab9d&file=/fileadmin/user_upload/pdf/Bildungspolitik/Akademi-sierung/20180514_Akademisierung_kurz.pdf

Deutscher Hebammenverband 2020, Geschichte. Die Hebammengeleitete Geburtshilfe, letzter Zugriff am 11. 08 2021, URL: https://www.hebammenverband.de/beruf-hebamme/geschichte-der-hebammenhilfe/

Deutscher Hebammenverband 2021, „Ein Jahr Akademisierung der Hebammenausbildung" [Pressemitteilung], letzter Zugriff am 16.08.2021, URL: https://www.heb-ammenverband.de/index.php?eID=tx_securedown-loads&p=2737&u=0&g=0&t=1637047586&hash=1c5e9a9bdb8125bb6f3f28de6 6324c5510975627&file=/filead-min/user_upload/pdf/Presse/Pressemitteilun-gen/20210118_PM_Ein_Jahr_Akademisierung_der_Hebammenausbildung.pdf

Hibbeler, B. 2011, Mechthild Gross: Erste habilitierte Hebamme in Deutschland, Deutsches Ärzteblatt, Jg. 108, 5, 225

Mieg, H. A. 2016, Profession: Begriff, Merkmale, gesellschaftliche Bedeutung, in M. Dick, W. Marotzki, & H. Mieg (Hg.), Handbuch Professionsentwicklung, Verlag Julius Klinkhardt, Bad Heilbrunn, 27-40

Pundt, J. 2006, Professionalisierung im Gesundheitswesen - Einstimmung in das Thema, in J. Pundt (Hg.), Professionalisierung im Gesundheitswesen. Positionen - Potenziale - Perspektiven, Verlag Hans Huber, Bern, 7-20

Schwarzer, R. 2009, Supervision in der Pflege. Auswirkungen auf das professionelle Handeln Pflegender, VS Verlag für Sozialwissenschaften, Wiesbaden

Wallenfels, M. 2021, "Beruf der Hebammen erfreut sich zunehmender Beliebtheit", letzter Zugriff am 16.08.2021, URL: https://www.aerztezeitung.de/Wirtschaft/Beruf-der-Hebammen-erfreut-sich-zunehmender-Beliebtheit-419337.html

Weidner, F. 2004, Professionelle Pflegepraxis und Gesundheitsförderung, Mabuse-Verlag, Frankfurt am Main